Die grundlegenden Bedürfnisse einer gebärenden Frau

"...eine durchdachte, aufmerksame Beschreibung, wie man einen Raum für Mutter und Kind schafft, um die Geburt bewusst und bedeutungsvoll zu erleben, es wird einfühlsame Betreuung fördern. Alle Frauen sollten es in der Schwangerschaft lesen und eine Kopie mit den Mitarbeitern_innen des Kreißsaals teilen und umgekehrt."

Robyn Sheldon – Autorin of *The Mama Bamba Way*

"Ein Juwel, ein sehr wertvoller. Perfektion. Alle Männer und Frauen sollten es lesen und verinnerlichen."

Liliana Lammers - Doula and Paramana
Doula Kursleiterin

"Ruth Ehrhardt, Du hast es geschafft, die meiste Weisheit über Geburt in einem so kurzen, prägnanten Text zusammenzufassen. Ich wünschte, ich hätte so etwas vor meinen Geburten gehabt! Ich habe es erst gelesen nachdem ich fünf Kinder zur Welt gebracht hatte und habe trotzdem noch Dinge über den Geburtsprozess gelernt. Dein einfacher und sehr fundierter Schreibstil hat mir in all meinen anderen Lektüren gefehlt!"

Becky Hastings, fünffache Mutter

"Selbst beteiligt an der Bewegung, die sich für natürliche Geburten und Hausgeburten in Brasilien einsetzt, empfand ich Dein Buch als eines der Nützlichsten über die Frau während der Geburt."

Vanessa Schultz, dreifache Mutter

DIE GRUNDLEGENDEN BEDÜRFNISSE EINER GEBÄRENDEN FRAU

RUTH EHRHARDT

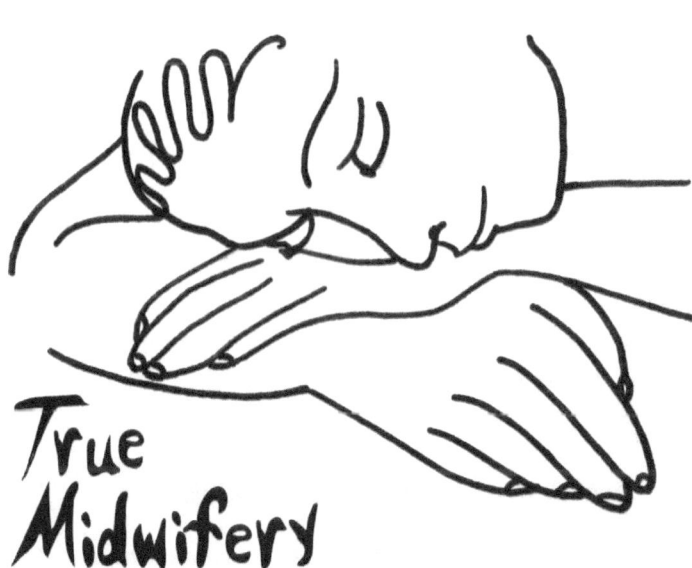

Im Eigenverlag von Ruth Ehrhardt, True Midwifery

P O Box 44070, Scarborough, 7975, Western Cape, South Africa

www.truemidwifery.com

Erstmals publiziert in Südafrika, 2011

Buchdesign: Ruth Ehrhardt and danielacc

Titelseite Illustration: the travelerscat

ISBN: 9781530779550

*Wenn eine Frau gebärt, wird nicht nur ein Kind
geboren, sondern auch eine Mutter.*

*Die Art und Weise, wie wir mit ihr umgehen, wird beeinflussen,
wie sie sich selbst als Mutter und Elternteil wahrnimmt.*

Sei sanft. Sei liebevoll. Höre ihr zu.

*An jede Mutter da draußen, möge Deine
Geburt wunderschön sein.*

TABLE OF CONTENTS

VORWORT

Es gibt zwei wichtige, publizierte Schriftstücke über die Physiologie der Geburt und die grundlegenden Bedürfnisse gebärender Frauen. Ersteres ist ein vor tausenden von Jahren geschriebenes, extrem umfangreiches Buch. Auf den ersten Seiten dieses Bestsellers befinden sich einige Zeilen, die suggerieren, dass es zwischen dem Verzehr der Frucht vom Baum der Erkenntnis (sprich man weiß zu viel oder hat einen mächtigen Neokortex entwickelt) und den Schwierigkeiten der menschlichen Geburt eine Verbindung gibt. Am Ende des Buches wird über die Geburt eines legendären Mannes berichtet, dessen Mission es war, die Liebe zu propagieren. Seine Mutter fand eine Strategie den menschlichen Nachteil zu überwinden: Bescheiden gebar sie ihr Kind nur in Anwesenheit von nicht-menschlichen Säugetieren in einem Stall.

Im Hinblick auf die Länge ist das zweite Schriftstück das Gegenteil zum Ersten. Es ist ein kurzes, von Ruth Ehrhardt geschriebenes Heft. In einer so kleinen Seitenzahl alles Essentielle zu vereinen, ist eine Meisterleistung. Ich hoffe, dass auf allen fünf Kontinenten alle schwangeren Frauen, Hebammen, Doulas, Ärzte/Ärztinnen, etc. sich die Zeit nehmen, den Inhalt dieses Meisterwerkes zu verinnerlichen: Es wird einen Wendepunkt in der Geschichte der Geburt und somit in der Geschichte der Menschheit mit sich bringen.

- Michel Odent

EINLEITUNG

Der Inhalt dieses Buches wurde inspiriert von der Arbeit von Dr. Michel Odent.

Dr. Michel Odent begann seine Karriere als Chirurg und kam zum ersten Mal in Kontakt mit Geburten, als er die Leitung eines Krankenhauses außerhalb von Paris, in Pithiviers, übernahm. Schnell wurde ihm klar, dass die Umgebung eines Krankenhauses für Frauen während der Geburt nicht förderlich war. Sie war zu hell, steril und ungemütlich und es mangelte an Privatsphäre. Er war der erste, der niedrige Betten (leichter für eine gebärende Frau hinein- und hinauszusteigen), gedimmte Beleuchtung, angenehm eingerichtete Zimmer und schließlich auch Wasser als Form der Schmerzlinderung im Krankenhaus einführte.

Das Krankenhaus in Pithiviers war so erfolgreich, dass viele Eltern eigens anreisten, um ihre Kinder an diesem Ort zur Welt zu bringen. Dr. Odent war dort von 1962 bis 1985 tätig. Er arbeitete mit sechs Hebammen zusammen und betreute ungefähr 1000 Geburten im Jahr. Der Kreißsaal konnte exzellente Geburtsstatistiken mit minimalen Interventionsraten vorweisen.

Später zog Odent nach London und arbeitete in der Hausgeburtshilfe. Auch während dieser Zeit konnte er aufgrund seiner Erfahrung viele interessante und wertvolle Beobachtungen sammeln.

Einige Zeit später gründete er das Primal Health Research Centre (www.primalhealthresearch.com).

Seit 12 Jahren arbeitet er nun eng mit der Doula Liliana Lammers zusammen. Gemeinsam leiten sie den Paramana Doula Kurs in London.

Liliana ist eine stille, bescheidene Frau, die die unglaubliche Stärke besitzt, bei einer Geburt nur sehr wenig zu tun. Mit einer ruhigen Kraft ist sie fähig, allein durch ihre Anwesenheit einen Raum einzunehmen.

Eine gebärende Frau muss sich sehr sicher fühlen in ihrer Anwesenheit.

Aus den vielen Jahren (mehr als ein halbes Jahrhundert), in welchen er Geburten (um die 15000) in Krankenhäusern und zu Hause begleitete, hat Dr. Odent die Schlussfolgerung gezogen, dass eine gebärende Frau nicht viel mehr braucht, als allein gelassen und lediglich von einer stillen, zurückhaltenden Hebamme begleitet zu werden.

Dieses kleine Buch ist eine Zusammenfassung von dem, was ich durch die Teilnahme an Michel Odents und Liliana Lammers Kurs im Dezember 2010, das Lesen von Michels Büchern, sowie von meinen eigenen Erfahrungen und meiner Arbeit mit schwangeren und gebärenden Frauen gelernt habe. Ich hoffe, es kann Dir helfen.

Ruth Ehrhardt

Red Hill

Kapstadt

Südafrika

2011

WENN EINE FRAU SCHWANGER IST...

Eine Frau ist während der Schwangerschaft sehr sensibel. In ihr wächst ein Baby heran und ihr Körper verändert sich. Ein Großteil ihrer Energie und Kraft wird dafür verbraucht, Bausteine für einen neuen Menschen zu erschaffen und sie mag sich müde fühlen, ihr mag übel sein und sie mag empfindlicher auf bestimmtes Essen reagieren. Sie fühlt sich häufig sehr merkwürdig und andersartig.

Auch ihre Gefühlswelt wird von der neuen Veränderung in ihrem Körper und Leben beeinflusst. Aus diesem Grund sollte sie das Gefühl haben, dass sie und ihr Gefühlsleben für die Menschen in ihrer Umgebung von Bedeutung sind. Sie braucht Menschen um sich, die ihr zuhören, besonders, wenn es um ihre Gefühle im Hinblick auf ihre Schwangerschaft, die bevorstehende Geburt und das Elternsein geht. Für eine schwangere Frau da zu sein, kann bedeuten, für alle Probleme, die ihr in ihrem Leben begegnen mögen, ein offenes Ohr zu haben oder auch, ihr leckeres Essen zu bringen oder den Abwasch für sie zu machen. Ihr Körper arbeitet unermüdlich daran, ein neues Kind für diese Welt zu erschaffen. Sie benötigt die Hilfe von Freunden, ihrer Familie und Gemeinschaft, um in dieser Zeit gesund und stark zu bleiben.

Eine schwangere Frau sollte sich gut und gesund ernähren und ausruhen, wenn sie müde ist. Eine Schwangere sollte Spaß haben. Sie trägt ein Baby in sich, aber das bedeutet nicht, dass sie keinen Spaß haben möchte! Je mehr Freude eine Schwangere empfindet, desto mehr positive Gefühle wird ihr Baby von ihr empfangen. Babys können fühlen, was ihre Mutter fühlt. Wenn seine Mutter traurig oder ärgerlich ist, fühlt das Baby dies. Wenn sich seine Mutter glücklich und geliebt fühlt, so wird das Baby sich ebenfalls glücklich und geliebt fühlen.

Es gibt viele Möglichkeiten wie eine Schwangere eine gute Zeit haben kann. Sie kann singen oder tanzen, ein Buch lesen, einen Film schauen, mit Freunden Zeit verbringen oder einen Spaziergang am Strand machen. Es kann auch schön sein mit anderen Schwangeren und Frauen, die bereits Kinder haben, zusammen zu sein und ihre positiven Geschichten über Geburt und Muttersein zu hören.

Es ist sehr wichtig, sich bewusst zu sein, was für einen starken Einfluss Worte auf eine schwangere Frau haben können. Wir sollten Schwangerschaft, Geburt und Elternsein nicht zu blumig darstellen, jedoch hilft es auch nicht, den Schwerpunkt auf ihre Schwierigkeiten zu legen (Morgenübelkeit, Sodbrennen, geschwollene Knöchel, Müdigkeit...). Wir sollten uns an das Hochgefühl und die Schönheit einer Geburt erinnern und ihr davon erzählen.

Wir müssen uns bewusst sein, dass die kleinsten Dinge einer schwangeren Frau Angst machen können. Betreuende realisieren manchmal nicht, wie viel Macht ihre Worte haben können und welch starken Einfluss sie auf die Emotionen einer werdenden Mutter haben können. Viele Frauen kommen aus ihren Vorsorgeuntersuchungen mit Sorgen, entweder um die eigene Gesundheit oder die ihres Babys. Sie haben Angst, dass etwas nicht stimmt und fühlen sich oft schuldig. Betreuende sollten sich dies immer ins Gedächtnis rufen, bevor sie einer Frau sagen, dass ihr Baby zu groß ist, sie zu viel oder zu wenig Fruchtwasser hat, ihr Blutdruck zu hoch oder zu niedrig ist oder dass sich Glucose in ihrem Urin befindet. Solange keine akute Gefahr besteht, sollten weder eine schwangere Frau, noch ihre Familie unnötig verunsichert werden.

Sorgen in der Schwangerschaft können schädlich und kontraproduktiv sein.

WENN DIE GEBURT BEGINNT

Gebären ist wie einzuschlafen

Ein Kind zu gebären bringt einen anderen Bewusstseinszustand mit sich, der dem des Schlafens in vielen Aspekten ähnelt. Beide lassen sich nicht erzwingen. Sie geschehen einfach! Manchmal genau dann, wenn wir es am wenigsten erwarten. Wir können den Moment, in dem wir einschlafen, weder herbeiführen noch kontrollieren. Genauso wenig sind wir fähig, darüber zu entscheiden, wann eine Geburt beginnt oder dies zu kontrollieren. Aber wir können es weitaus schwieriger für beide Zustände gestalten, sich unkompliziert und effizient zu entfalten.

Die Geburt ist mit dem Einschlafen vergleichbar, weil Frauen für beides die gleichen Voraussetzungen benötigen. Sie müssen sich sicher, warm und entspannt fühlen. Sie müssen sich an einem Ort befinden, an dem sie sich wohl fühlen, wo sie keinen Druck empfinden und frei von Sorgen und Ängsten sind.

Oxytocin

Wenn eine Frau gebärt, schüttet ihr Körper das Hormon "Oxytocin" aus. Oxytocin ist das Hormon, welches die Gebärmutter unter Geburt kontrahieren lässt.

Es wird auch das Liebeshormon genannt.

Wir schütten ebenfalls Oxytocin aus, wenn wir eine Mahlzeit genießen oder eine inspirierende Unterhaltung haben. Es ist das Hormon, welches wir ausschütten, wenn wir Sex und einen Orgasmus haben. Es ist das Hormon, das uns das Gefühl gibt, geliebt zu werden und zu lieben und das den Milchfluss beim Stillen auslöst.

Ist es nicht unglaublich, dass es das Liebeshormon ist, das dem Baby auf die Welt hilft?

In Krankenhäusern wird Frauen häufig synthetisches Oxytocin gegeben. Es hat unterschiedliche Namen wie Pitocin oder Syntocinon. Synthetisches Oxytocin wird verabreicht, um Wehen in Gang zu bringen und die Geburt zu unterstützen. Aber dieses synthetische Oxytocin ist kein Liebeshormon. Es ist nicht wie das Oxytocin, das der Körper der Mutter auf natürlichem Wege sekretiert. Synthetisches Oxytocin bewirkt lediglich Kontraktionen der Gebärmutter und hilft somit das Kind hinaus zu schieben. Es ist enorm wichtig, mehr über die Effekte und Wirkung des natürlichen Oxytocins zu wissen, denn eine gebärende Frau, die unter dem Einfluss von synthetischen Oxytocin steht, kann eine eingeschränkte Fähigkeit besitzen, das natürliche Oxytocin zu produzieren.

Wie wird synthetisches Oxytocin verwendet?

Synthetisches Oxytocin wird eingesetzt, um eine Geburt einzuleiten (die Geburt künstlich in Gang zu bringen) oder zu unterstützen (sie also zu verstärken, wenn die Wehen schwächer und seltener werden oder aufhören). Synthetisches Oxytocin wird auch bei der aktiven Leitung der dritten Geburtsphase, in der die Plazenta (der Mutterkuchen) geboren wird, verwendet (Der Mutter wird dann synthetisches Oxytocin injiziert, um eine schnellere Ablösung der Plazenta von der Gebärmutterwand zu bewirken). Es wird auch gegeben, um starke postpartale Blutungen der Mutter zu verhindern (wenn die Gebärmutter sich nach der Geburt nicht zusammenzieht und die Mutter anfängt stark zu bluten).

Einleitung

Heutzutage ist es üblich geworden, dass Frauen eingeleitet werden, um die Geburt in Gang zu bringen. Ihr können viele Gründe dafür genannt werden: Der errechnete Geburtstermin ist überschritten, die sie Betreuenden machen sich Sorgen, dass ihr Kind zu groß werden könnte oder das Baby oder sie krank seien.

Der Wehentropf

Es ist ganz normal, dass sich der Geburtsverlauf nach der Ankunft im Krankenhaus verlangsamt oder zu einem vorübergehenden Stillstand kommt. Hierfür kann es viele Gründe geben: Die Beleuchtung ist zu hell, es wird eine vaginale Untersuchung durchgeführt, eine fremde Person betritt den Raum, die Frau fühlt sich beobachtet oder gehemmt, sie fühlt sich gehetzt, kalt oder ängstlich. Wenn die Geburt nicht innerhalb einer bestimmten Zeit wieder in Gang kommt, wird für gewöhnlich synthetisches Oxytocin in Form eines intravenösen Tropfs eingesetzt, um die Geburt wieder zu beschleunigen. Diese Geburt ist nun sehr anders als eine, die mit Hilfe des Liebeshormon Oxytocin auf natürliche Weise voranschreitet. Der Geburtsverlauf wird nun von künstlichem Oxytocin gesteuert, mit dem Resultat, dass die Gebärmutter sich zwar kontrahiert, jedoch ohne dass das natürliche Liebeshormon das Verhalten der Frau beeinflusst.

Das Baby, wenn er

oder sie bereit ist

geboren zu werden,

wird eine Botschaft senden,

welche dem Körper der Mutter sagt,

dass es bereit ist.

Der Körper der Mutter

kann dann mit der Geburt beginnen

durch langsames Ausschütten

von Oxytocin,

dem Hormon der

Liebe.

Die Mutter und

das Baby arbeiten zusammen,

um das Baby

auf die Welt zu bringen.

WIE WIRKT OXYTOCIN?

Oxytocin ist ein scheues Hormon…

O xytocin muss sich wohlfühlen, bevor es ausgeschüttet werden kann. Da es das Liebeshormon ist, macht dies Sinn. Wenn wir Liebe empfinden, fühlen wir uns sicher. Es ist nicht einfach Liebe zu empfinden, wenn wir uns bedroht fühlen.

Oxytocin ist ein wählerisches Hormon. Es muss alles stimmen, um es dazu zu bewegen, seinen Auftritt zu machen. Je gemütlicher die Umgebung ist und je mehr sich die Gebärende entspannt, desto mehr Oxytocin wird fließen können.

Ein Gefühl der Sicherheit

Die gebärende Frau muss sich sicher und geborgen fühlen. Säugetiere finden einen sicheren Ort, um ihre Jungen zu bekommen. Ein wunderschönes Beispiel sind weibliche Elefanten, die einen Kreis um den gebärenden Elefanten bilden und ihr den Rücken zuwenden.

Wenn ein Säugetier sich unter Geburt bedroht fühlt, wird die Geburt stagnieren, bis es sich wieder an einem sicheren Ort befindet. Menschen unterscheiden sich in diesem Sinne physiologisch kaum. Schließlich sind wir auch Säugetiere. Viele Frauen entscheiden sich dafür im Krankenhaus zu gebären, weil sie das Gefühl haben, dies sei ihre sicherste Option. Häufig müssen sie dann bei ihrer Ankunft im Krankenhaus feststellen, dass ihr Körper in einer Art und Weise reagiert, die uns zeigt, dass sie sich in dieser Umgebung nicht sicher fühlen. Die hellen Lichter, das viele Gerede, das Ausfüllen von Papieren, die Fragen, die vielen fremden Menschen, die tickende Uhr, der kalte sterile Raum, die hohen Betten, die fehlende Privatsphäre, CTG-Geräte etc. Dies kann alles zu einem Gefühl der Unsicherheit beitragen. Dies kann es Oxytocin, dem schüchternen Hormon, schwer machen, zu erscheinen. In einem solchen Fall ist eine längere und schwierigere Geburt zu erwarten.

Wie bereiten sich andere Säugetiere auf die Geburt vor? Sie finden einen ruhigen, dunklen Ort weit weg von anderen, irgendwo wo sie sich sicher und geborgen fühlen und wissen, dass sie ungestört sein werden.

Eine Frau verhält sich zum Ende ihrer Schwangerschaft sehr ähnlich. Wir machen Witze über den "Nestbau-Instinkt", wenn eine Frau zum Ende ihrer Schwangerschaft anfängt, als Vorbereitung auf die Geburt wie eine Wahnsinnige das Haus zu putzen. Einige Frauen können nicht ruhen bevor nicht die Vorhänge richtig hängen, die Böden gewischt sind oder alles an seinem Platz ist. All dies zu erledigen gibt ihr das Gefühl, auf die Ankunft ihres Babys vorbereitet zu sein.

Der denkende Teil des Gehirns muss ausgeschaltet werden

Eine der grundlegenden Voraussetzungen dafür, dass das schüchterne Oxytocin seine Wirkung zeigen kann, ist dass der denkende Teil unseres Gehirns ausgeschaltet ist. Wir müssen dafür sorgen, dass das denkende Gehirn (der sogenannte Neokortex) einer Frau während der Geburt nicht stimuliert wird.

Wir stimulieren den Neokortex während der Geburt, indem wir mit der Mutter über logische Dinge sprechen, wie zum Beispiel darüber, wie viele Zentimeter ihr Muttermund geöffnet ist oder sie fragen, wann sie ihren Blasensprung hatte. Mit diesen Beobachtungen und Fragen regen wir ihren Neokortex an, und dadurch kommt es zu einer verlangsamten Ausschüttung von Oxytocin.

Einer Frau muss der Raum gegeben werden, langsam in die Geburt hineinzugleiten (so wie einzuschlafen) und nicht von der Außenwelt "geweckt" zu werden. Wenn man ihr einen Raum schafft, der es ihr möglich macht, ihren Neokortex abzuschalten, wird Oxytocin seine vorgesehene Aufgabe erfüllen können.

Keine Beobachter

Sich beobachtet zu fühlen kann den Neokortex ebenfalls stimulieren. Daher ist es wichtig, dass sich die Mutter unbeobachtet fühlt. Beobachter und überflüssige Menschen geben der Mutter eben dieses Gefühl. Auch Kameras können den Geburtsverlauf verlangsamen und einer Frau das Gefühl geben, beobachtet zu werden. Das wiederum wird sie "aufwecken".

Dunkelheit

Es ist wichtig, dass die Gebärende nicht von hellem Licht umgeben ist. Zugezogene Vorhänge, Kerzen und anderes gedimmtes Licht helfen dabei, das denkende Gehirn zu unterdrücken und die Oxytocinausschüttung zu stimulieren.

Wärme

Einer gebärenden Frau muss warm sein. Ein Kamin, eine Heizung oder warmes Wasser hilft dem Körper und Neokortex sich zu entspannen. In der Tat kann ein warmes Bad zum richtigen Zeitpunkt (wenn bereits die aktive Geburtsphase erreicht ist) die Mutter so sehr entspannen, dass sich der Muttermund komplett öffnet.

Oxytocin und sein Antagonist Adrenalin

Adrenalin unterdrückt die Ausschüttung von Oxytocin.

Adrenalin ist das Hormon, das wir ausschütten, wenn wir uns erschrecken, Angst haben, gestresst sind oder uns kalt ist. Es wird auch als Stresshormon bezeichnet, dass "Kampf- und Fluchtreaktionen" auslöst. Adrenalin *unterdrückt* Oxytocin. Es kann den Geburtsvorgang komplett stoppen, ihn stark verlangsamen und schmerzhafter machen.

Jeder, der bei einer Geburt anwesend ist, sollte sich seines Stresspegels sehr bewusst sein. Adrenalin ist ansteckend. Wenn Du Dich ängstlich, besorgt oder nervös fühlst, werden sehr schnell alle anderen im Raum anfangen sich ebenso zu fühlen. Bist Du bei einer Geburt anwesend und fühlst Dich angespannt, nervös oder ängstlich, versuche Dich zu entspannen. Sollte Dir das nicht gelingen, dann hilfst Du der Mutter mehr damit, den Raum zu verlassen und wiederzukommen, wenn es Dir besser geht.

Schau um Dich und sieh, wie sich die anderen Menschen im Raum verhalten. Wenn Du bemerkst, dass jemand sich nicht nicht wohl fühlt, dann kannst Du ihr oder ihm vorsichtig erklären, dass es absolut in Ordnung ist, eine Pause einzulegen, vielleicht den Raum zu verlassen, einen Spaziergang zu machen oder zu schlafen. Das muss in einer sehr sanften und nicht aggressiven Art und Weise geschehen. Wenn Du wütend wirst oder jemand anderen wütend machst, wird Dein Körper noch mehr Adrenalin ausschütten.

Manchmal sind Menschen sehr erleichtert, wenn ihnen gesagt wird, dass sie sich eine Pause vom Geburtsgeschehen nehmen können. Eine Geburt ist eine sehr intensive Erfahrung, die sehr überwältigend sein kann.

DIE GRUNDLEGENDEN BEDÜRFNISSE EINER FRAU WÄHREND DER GEBURT

- Sich sicher fühlen
- Das denkende Gehirn (den Neokortex) abschalten und abgeschaltet lassen
- Stille
- Dunkelheit oder wenig Licht
- Wärme
- Sich nicht beobachtet fühlen
- Kein Adrenalin

Dieses Buch ist, wie gesagt, stark von Michel Odents Arbeit inspiriert. In all seinen Texten vertritt er die Überzeugung, dass die ideale Geburtbegleitung eine Frau ist, die bereits selber Kinder geboren hat. Auch ich habe diesen Aspekt in meiner Arbeit bestätigt gefunden und beziehe mich deswegen stets auf eine weibliche Geburtsbegleiterin. Dies schließt jedoch in keinem Falle aus, dass nicht auch ein Mann oder eine Frau ohne eigene Geburtserfahrung für eine Gebärende die ideale Geburtsbegleitung darstellen können!

Die ideale Geburtsbegleiterin ist eine stille, zurückhaltende Hebamme…

Die ideale Geburtsbegleiterin sollte vorzugsweise selbst Mutter und ein Mensch mit einer positiven Einstellung zu Geburt sein. Sie selbst sollte eine positive Geburtserfahrung gemacht haben.

Sie ist anwesend, damit die gebärende Frau sich sicher fühlt. Sie vermittelt und erschafft ein Gefühl der Geborgenheit und Sicherheit.

Sie sieht die Geburt als natürlichen Prozess und versteht den Einfluss der Umwelt und alle Faktoren, die berücksichtigt werden müssen, damit Oxytocin fließen kann.

Sie versteht, dass Sprechen und Fragenstellen den Neokortex der Frau stimuliert. Daher spricht sie so wenig wie möglich und wird versuchen, möglichst viele Fragen anstelle der gebärenden Frau zu beantworten. So muss die Mutter nicht aus ihrer Versenkung in die Geburt "aufgeweckt" werden.

Die ideale Geburtsbegleiterin weiß, dass helles Licht den Neokortex stimuliert. So sorgt sie dafür, dass die Lichter gedimmt, ausgeschaltet oder die Vorhänge tagsüber zugezogen werden.

Die ideale Geburtsbegleiterin weiß, dass einer gebärenden Frau warm sein muss, damit sie sich entspannen und Oxytocin ausgeschüttet werden kann. Sie stellt sicher, dass der Raum ausreichend geheizt ist und weiß, dass eine warme Dusche oder ein Bad sehr gut zur Schmerzlinderung verwendet werden können.

Die ideale Geburtsbegleiterin weiß, dass sich eine Frau während der Geburt unbefangen und unbeobachtet fühlen muss. Die Geburtsbegleiterin wendet ihren Blick ab. Sie weiß auch, dass Kameras und Videokameras einer Mutter das Gefühl geben können, beobachtet zu werden und den Geburtsverlauf verlangsamen können.

Die ideale Geburtsbegleiterin hält das eigene Adrenalinniveau niedrig- sie ist sich ihres eigenen Verhaltens und dessen Wirkung auf eine Frau während der Geburt bewusst.

Die ideale Geburtsbegleiterin hat Vertrauen in die Geburt als natürlichen Prozess, der seinen Lauf nehmen wird und in dem Mutter und Baby die Hauptrollen spielen.

Vor allem vermittelt eine ideale Geburtsbeleiterin Geborgenheit. Sie beschützt die Geburtsumgebung und gibt der Mutter ein Gefühl von Sicherheit.

Die ideale Geburtsbegleiterin schafft allein mit ihrer Anwesenheit ein Gefühl der Sicherheit.

DER "FETUS EJECTION-REFLEX"

Man kann einen unwillkürlichen Prozess nicht vorantreiben, entscheidend ist, ihn nicht zu stören...

Sind in den ersten Phasen der Geburt die Bedürfnisse einer gebärenden Frau erfüllt worden, dann wird sich ihr Körper auf etwas vorbereiten, das der *"Fetus Ejection Reflex"* genannt wird.

Es ist sehr wichtig, dass die gebärende Frau in dieser Zeit den höchsten Grad an Privatsphäre hat, ansonsten wird der "Fetus Ejection Reflex" nicht erfolgen.

Wie läuft er ab?

Kurz bevor der "Fetus Ejection Reflex" geschieht, wird die Mutter plötzlich ängstlich werden und Dinge sagen wie: "Ich will sterben!", "Ich will nicht mehr!" oder "Bring mich um!".

In diesem Moment wäre es ein Fehler der Mutter mit Worten Mut zu machen oder zu versuchen, sie auf diesem Wege zu beruhigen oder besänftigen.

Kurz danach wird die Frau einige sehr starke Wehen spüren. Die Gebärende wird plötzlich voller Energie sein und den Wunsch haben, sich in eine aufrechte Körperhaltung zu begeben.

Das Baby wird innerhalb einiger starker Wehen geboren werden. Der "Fetus Ejection Reflex" unterscheidet sich von dem, was wir als die **zweite Geburtsphase** kennen, während der die Mutter das Baby aktiv hinausschieben muss.

Wenn ein richtiger "Fetus Ejection Reflex"geschieht, dann ist die Wahrscheinlichkeit eines Dammrisses sehr gering und die Plazenta sollte sich innerhalb weniger Minuten ablösen.

Der "Fetus Ejection Reflex" **kann nicht** ablaufen, wenn die Grundbedürfnisse der gebärenden Frau nicht erfüllt sind.

NACH DER GEBURT

Wecke die Mutter nicht auf!

Wenn das Baby geboren ist, sollte er oder sie auf die nackte Haut der Mutter gelegt werden, und sie sollten für mindestens eine Stunde allein und ungestört sein.

Das heißt: *kein Herumwuseln!*

Niemand sollte reden. **Niemand** sollte Fotos machen.

Das einzige, was getan werden muss, ist sicherzustellen, dass Mutter und Baby warm sind.

Wenn das Baby geboren ist, wird die Mutter eine enorme Menge an Oxytocin ausschütten. Es ist der höchste Oxytocinwert, den sie jemals in ihrem Leben erreichen wird. Durch das Oxytocin wird sie sich in ihr Baby verlieben und eine Beziehung zu ihm/ihr aufbauen. Es sorgt auch dafür, dass die Plazenta sich ablöst und die Gebärmutter sich zusammen zieht.

Innerhalb der ersten Lebensstunde wird sich das Baby an die Schwerkraft und den Temperaturwechsel gewöhnen. Dies ist die perfekte Zeit für Mutter und Baby von ganz alleine das Stillen zu beginnen.

Abnabeln

Es gibt keinen Grund, die Nabelschnur kurz nach der Geburt zu durchtrennen. Versuche die Nabelschnur für mindestens eine Stunde nach der Geburt zu belassen.

Es entsteht daraus kein Schaden.

Die Nabelschnur zwischen der Plazenta und dem Baby besteht aus zwei Arterien und einer Vene. Die Arterien verschließen sich innerhalb weniger Minuten, aber die Vene verbleibt offen. So kann das Baby noch bis zu 40ml wertvolles Blut erhalten.

Das Durchtrennen der Nabelschnur ist ein Ritual.

Seit tausenden von Jahren greift der Mensch in den ersten Kontakt zwischen Mutter und Baby ein.

Über Jahrhunderte hinweg und in unterschiedlichen Kulturen wurde Müttern nicht erlaubt, ihr Baby ohne Erlaubnis der Hebamme, des Vaters oder Priesters anzufassen. Einige Kulturen waren der Meinung, dass das Kolostrum (die erste 'Milch", die die Mutter in den ersten Tagen nach der Geburt produziert, welche äußerst nahrhaft und reich an Antikörpern ist) giftig sei und das Baby daher Haferschleim, Tiermilch oder Milch einer anderen Frau erhalten müsse. Manche Kulturen applaudieren laut, wenn das Kind geboren wird, dabei "wecken" sie die Mutter. Andere müssen das Baby waschen oder über Rauch halten, bevor es der Mutter gegeben wird.

Das Ritual der modernen Zeit ist es, der Mutter zu gratulieren, die Nabelschnur in Eile zu durchtrennen, schnell die Plazenta zu entbinden, nach Dammrissen zu schauen, Fotos zu machen, das Baby zu wiegen und zu messen, andere in den Raum einzuladen, damit sie sich das Baby anschauen können und mit der Mutter über die Geburt und das Baby zu sprechen.

Es ist sonderbar, dass eine der größten Entdeckungen des 20. Jahrhundert ist, **dass ein Baby in den Momenten nach der Geburt seine Mutter braucht.**

Nun scheint es so zu sein, dass wir entdecken müssen, dass es seine Mutter braucht und *niemand anderen.*

EIN GEBURTSPLAN

E in einfacher Geburtsplan, der die grundliegenden Bedürfnisse einer Frau während der Geburt erfüllt und beachtet:

(Einsetzen des Ortes)

Geburtsbegleiter

1. mein Ehemann / Partner

2. meine Doula

Bitte stellen Sie alle Fragen während der Geburt nicht mir, sondern meiner Doula oder meinem Ehemann.

Überwachung meines Baby und mir:

*   Wenn eine vaginale Untersuchung unumgänglich ist und Ihnen wirklich notwendig erscheint, teilen Sie mir bitte keine Einzelheiten zu den Ergebnissen der Untersuchung mit, wie zum Beispiel die Weite des Muttermunds oder die Lage des Babys.
*   Kontrollieren Sie bitte so wenig wie möglich die Herztöne des Babys, da es meinen Geburtsverlauf stören und beeinflussen kann.
*   Wenn Sie die fetalen Herztonfrequenz anhören müssen, dann tun Sie dies bitte ohne nach meiner Erlaubnis zu fragen, so muss ich nicht nachdenken, um Ihnen antworten zu können.
*   Bitte bieten Sie mir keine Schmerzmittel an. Wenn ich welche benötige, werde ich selber danach fragen.

2. und 3. Phase im Geburtsverlauf

*   Direkt nach der Geburt möchte ich eine Stunde lang ununterbrochenen Hautkontakt mit meinem Baby haben.

- Bitte durchtrennen oder klemmen Sie die Nabelschnur meines Babys frühestens eine Stunde nach der Geburt ab.
- Ich würde gern eine physiologische dritte Phase der Geburt haben solange der Verlauf normal bleibt.

Nach der Geburt

- Vitamin K? (Du entscheidest) es gibt zwei Möglichkeiten: oral verabreicht oder kein Vitamin K für Dein Baby

Die Zukunft

Heutzutage gebären die meisten Frauen ohne die Hilfe ihrer natürlichen Hormone.

Ihre Geburten werden eingeleitet.

Oder mit dem Wehentropf vorangetrieben.

Viele entbinden per Kaiserschnitt.

Auch wenn sie eine Geburt ohne Interventionen haben, wird die heilige erste Stunde nach der Geburt gestört.

Wir verändern die Art und Weise wie Frauen gebären.

Wir führen diese Veränderungen ein, ohne ein Verständnis für die grundlegenden Bedürfnisse einer gebärenden Frau zu haben.

Wir führen diese Veränderungen ein, ohne zu wissen, welchen Effekt dies auf die Zukunft haben wird.

EINE GESCHICHTE

Eine Hebamme sitzt in einem dunklen Zimmer.

Sie hat ein Tuch um ihre Schultern gewickelt.

Eine Kerze flackert auf dem Tisch.

Sie strickt.

Aus einem anderen Zimmer hörst Du ein leises Stöhnen einer Frau. Die Hebamme strickt weiter. Die Frau in dem anderen Zimmer verstummt wieder.

Die Hebamme strickt weiter. Nach ein paar Minuten hörst Du erneut das Stöhnen aus dem anderen Zimmer und die Hebamme lächelt in sich hinein, während sie weiter strickt.

Einige Zeit vergeht, und die Hebamme steht auf und verlässt den Raum. Sie geht in die Küche. Du hörst, wie sie den Wasserkocher einschaltet.

Die gebärende Frau stöhnt und seufzt weiter – die Schmerzen scheinen intensiver zu werden.

Die Hebamme kommt mit einer dampfenden Tasse Tee und einem Teller Keksen wieder. Sie nippt an ihrem Tee und taucht einen Keks hinein.

Die gebärende Frau stöhnt leise weiter im Zimmer nebenan.

Die Hebamme sitzt in einem Schaukelstuhl und schaukelt nun leise hin und her, während die gebärende Frau weiter ihre Geräusche macht.

Die Hebamme schläft ein.

Die Hebamme schläft für eine Weile, während die Laute der Mutter stärker werden.

Die Mutter beginnt aufzuschreien. Sie hat das Gefühl, dass die Schmerzen zu groß sind. Sie hat Angst, dass sie sterben wird.

Die Hebamme öffnet ihre Augen und horcht leise. Sie steht langsam auf (ihre Gelenke knacken etwas) und schlurft aus dem Zimmer in Richtung der Laute der gebärenden Frau.

Leise, wie eine Katze, schleicht sich die Hebamme in den Raum, wo die Mutter ist.

Die Mutter grunzt und schreit, und das Baby wird geboren.

Das Baby schreit.

Die Hebamme kommt aus dem Zimmer.

Die Mutter gurrt ihrem Baby zu.

Die Hebamme schlurft zurück zu ihrem Stuhl, setzt sich, lächelt sanft in sich hinein und strickt weiter.

ÜBER DIE AUTORIN

Ruth Ehrhardt ist eine zertifizierte Hebamme und Doula.

Sie wurde in der Schweiz geboren und zog im Alter von acht Jahren mit ihrer südafrikanischen Mutter und ihrer Schwester nach Südafrika, wo sie bis zum heutigen Tage lebt. Ruths Mutter Carol kaufte eine Protea-Blumenfarm eine Stunde außerhalb von Ceres (einer kleinen Stadt, ungefähr zweieinhalb Stunden von Kapstadt entfernt). So wie das Schicksal es wollte, wurde sie von den Farmarbeitern aufgrund ihrer „heilenden Hände" gerufen, wenn eine Geburt bevorstand. Carol war Ruths Hebamme bei ihrer ersten Geburt.

Ruth ist Mutter von vier Kindern, die sie zu Hause auf die Welt gebracht hat. Sie hat ihr WOMBS Doula Training mit Irene Bourquin in Südafrika und später den Paramana Doula Kurs mit Michel Odent und Liliana Lammers in London absolviert. Zudem studierte sie "Advanced Midwifery" mit Ina May Gaskin, Pamela Hunt und den Farm Midwives.

Mit ihrer Kollegin Lana Petersen hat sie das Projekt "Home Birth South Africa" ins Leben gerufen (www.homebirth.org.za), eine Internetseite für alle, die Informationen und Rat zum Thema Hausgeburt in Südafrika suchen. Gemeinsam organisieren sie auch die "Cape Town Home Birth Gatherings", vierteljährlich stattfindende Treffen für alle, die Informationen und Unterstützung rund um Hausgeburt suchen.

Sie arbeitet zur Zeit mit der Hebamme Caitlyn Collins zusammen, sie haben sich unter dem Namen "Circle of Elephants" zusammengeschlossen und begleiten gemeinsam Frauen und Familien während Schwangerschaft, Hausgeburt und Wochenbett. Weiterhin bilden sie im Rahmen des NARM-Programms Hebammenschülerinnen aus. Ruth ist eine der Organisatorinnen der "Cape Town Midwifery and Birth Conference" (www.midwiferyandbirthconference.co.za) – eine Konferenz, die das Teilen von Erfahrungen und die Zusammenarbeit zwischen Geburtshelfern_innen und auch ihren Klienten_innen fördern soll. Die Konferenz war eine der ersten ihrer Art in Südafrika und war ein überwältigender Erfolg.

Sie ist eine ausgebildete "Helping Babies Breathe Facilitator" und Trainerin.

Ruth setzt sich für die Rechte von Frauen, Müttern und Babys ein und arbeitet in vielen Projekten, um die Ausbildung und Unterstützung in diesen Bereichen zu fördern.

Sie schreibt regelmäßig auf ihrem persönlichen Blog und ihrer Homepage www.truemidwifery.com.

ANMERKUNG DER AUTORIN

Dieses Buch wurde von der Mehrheit der Leser sehr positiv aufgenommen. Die Idee war es, eine Zusammenfassung von etwas so Einfachen, jedoch so oft Übersehenen, zu schreiben. Etwas, das einen großen Unterschied für eine Geburt, Mutter, Baby und die Zukunft der Menschheit bedeuten kann.

Ich habe es zu meiner Aufgabe gemacht, diese kurze und doch so wichtige Botschaft so weit wie möglich zu verbreiten und habe damit begonnen, indem ich dieses kleine Buch geschrieben habe, das einfach zu lesen, verstehen und günstig zu vervielfältigen ist.

Ich möchte diese Arbeit in so viele Sprachen wie möglich übersetzen – wenn Du gerne helfen möchtest, lass es mich bitte wissen.

Auch bin ich stets auf der Suche nach ehrlichen Rezensionen auf Amazon, ich freue mich sehr, wenn Du die Zeit findest, Deine Meinung zu teilen, nachdem du dieses Buch gelesen hast. Jedoch bist du unter keinen Umständen dazu verpflichtet! Ich freue mich, wenn Du Deine Gedanken direkt auf Amazon teilst, ich schätze sie sehr, egal ob positiv oder negativ.

Wenn du Kopien bestellen möchtest, kontaktiere mich bitte. Das Buch kann ebenfalls als PDF von meiner Homepage (www.truemidwifery.com), für einen von dir gewählten Preis heruntergeladen werden.

Danke.

Ruth Ehrhardt

Suurbraak/X!airu

South Africa

2013

Für mehr Informationen besuche bitte Michel Odents Website

www.wombecology.com

www.primalhealthresearch.com

Du kannst Ruth Ehrhardt unter folgender Email kontaktieren:

ruth@homebirth.org.za

Ruths persönliche Webpage:

www.truemidwifery.com

www.ingramcontent.com/pod-product-compliance
Lightning Source LLC
Chambersburg PA
CBHW030550290526
45786CB00004B/1952